BEI GRIN MACHT SICH IHR WISSEN BEZAHLT

AF166508

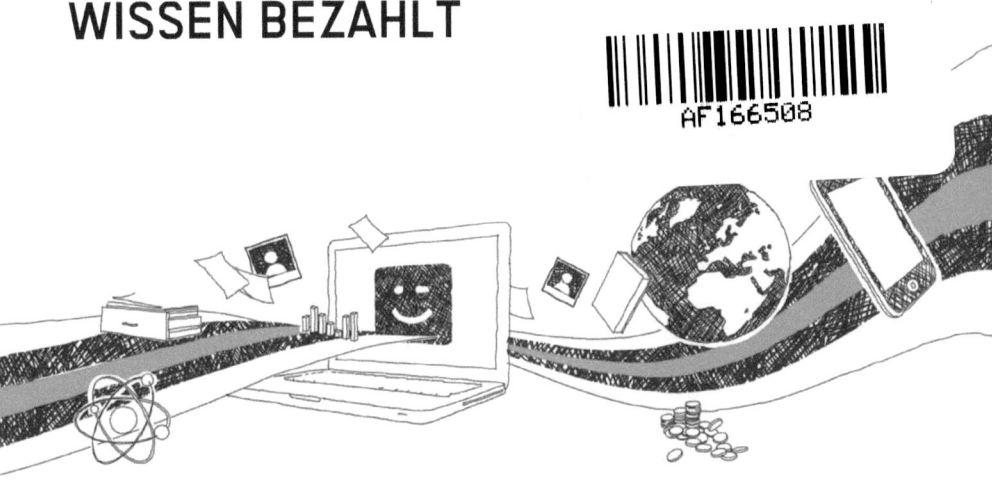

- Wir veröffentlichen Ihre Hausarbeit, Bachelor- und Masterarbeit

- Ihr eigenes eBook und Buch - weltweit in allen wichtigen Shops

- Verdienen Sie an jedem Verkauf

Jetzt bei www.GRIN.com hochladen und kostenlos publizieren

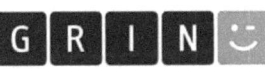

Bibliografische Information der Deutschen Nationalbibliothek:

Die Deutsche Bibliothek verzeichnet diese Publikation in der Deutschen National-bibliografie; detaillierte bibliografische Daten sind im Internet über http://dnb.d-nb.de/ abrufbar.

Dieses Werk sowie alle darin enthaltenen einzelnen Beiträge und Abbildungen sind urheberrechtlich geschützt. Jede Verwertung, die nicht ausdrücklich vom Urheberrechtsschutz zugelassen ist, bedarf der vorherigen Zustimmung des Verlages. Das gilt insbesondere für Vervielfältigungen, Bearbeitungen, Übersetzungen, Mikroverfilmungen, Auswertungen durch Datenbanken und für die Einspeicherung und Verarbeitung in elektronische Systeme. Alle Rechte, auch die des auszugsweisen Nachdrucks, der fotomechanischen Wiedergabe (einschließlich Mikrokopie) sowie der Auswertung durch Datenbanken oder ähnliche Einrichtungen, vorbehalten.

Impressum:

Copyright © 2018 GRIN Verlag
Druck und Bindung: Books on Demand GmbH, Norderstedt Germany
ISBN: 9783346004680

Dieses Buch bei GRIN:

https://www.grin.com/document/494926

Christian Wirth

Neurolinguistisches Programmieren als Deeskalations-werkzeug

Ein Hilfsmittel zur Kommunikations- und Beziehungsgestaltung im Gesundheitswesen

GRIN Verlag

GRIN - Your knowledge has value

Der GRIN Verlag publiziert seit 1998 wissenschaftliche Arbeiten von Studenten, Hochschullehrern und anderen Akademikern als eBook und gedrucktes Buch. Die Verlagswebsite www.grin.com ist die ideale Plattform zur Veröffentlichung von Hausarbeiten, Abschlussarbeiten, wissenschaftlichen Aufsätzen, Dissertationen und Fachbüchern.

Besuchen Sie uns im Internet:

http://www.grin.com/

http://www.facebook.com/grincom

http://www.twitter.com/grin_com

Neurolinguistisches Programmieren als Deeskalationswerkzeug -

ein Hilfsmittel zur Kommunikations- und Beziehungsgestaltung im Gesundheitswesen

vorgelegt von

Christian Wirth

Bereichsleitung
Psychiatrie/Neurologie/Überleitungspflege/Bettenmanagement
im Krankenhaus der Barmherzigen Brüder Eisenstadt
Kommunikationstrainer
Trainer für Gewaltfreie Kommunikation
Berater und Trainer für Deeskalations- und
Sicherheitsmanagement im Gesundheits- und Sozialwesen
NLP Tainer und Coach

Eisenstadt, Februar 2018

Kurzzusammenfassung / Abstract

Ich weiß nicht, was ich gesagt habe, bevor ich die Antwort meines Gegenübers gehört habe. Das zweite Axiom von Paul Watzlawick ist ein Fundament der Deeskalation und wird uns deshalb in dieser Arbeit viel begleiten. Es ist auch eine unbestrittene Wahrheit mit der wir lernen müssen in der täglichen Arbeit umzugehen. Die richtige Anwendung von Kommunikation erfordert viel Wissen, Übung und vor allem ein Gespür was mein gegenüber gerade braucht. Die vorliegende Arbeit soll veranschaulichen wie NLP als Hilfsmittel genutzt werden kann, um genau das zu erreichen.

Richtige Kommunikation und eine dazugehörige subjektive Haltung sind die wichtigsten Werkzeuge um Situationen positiv zu deeskalieren. Die Anwendung von Kommunikationsmethoden und Strategien erleichtert nicht nur den Zugang zum Betroffenen und damit einhergehend sein Vertrauen, sondern es gibt dem Akteur auch die notwendige Sicherheit um richtig zu handeln. Medizinisches Personal hat aufgrund des täglichen Kontakts mit Patienten mehr Einblick auf das Kommunikationsverhalten, die Wahrnehmung und die Beziehungsgestaltung und können dadurch präventive Methoden anwenden, um gefährliche Situationen gar nicht entstehen zu lassen. Bei spontanen Begegnungen mit aggressiven Menschen ist es jedoch schwieriger die richtige deeskalierende Methode anzuwenden und auch die notwendige subjektive Haltung einzunehmen. NLP ist eine Zusammenfassung vieler Kommunikationsmethoden um bestmöglichen Zugang zu Menschen zu erlangen und sie anschließend positiv auf ihrem Weg zu unterstützen. Es gibt verschiedene Methoden des NLP um mit Menschen in Interaktion zu treten und sie im Gespräch zu führen und Situationen dadurch zu deeskalieren.

Vorwort

Mein Interesse für das Thema Kommunikation und NLP habe ich schon in meiner Schulzeit gewonnen. Im Laufe meiner Ausbildung habe ich dann mehrere Trainerausbildungen wie zum Beispiel: Kommunikation und Rhetoriktrainer, Trainer für gewaltfreie Kommunikation und NLP Trainer und Coach absolviert. In Zuge dieser Ausbildungen und meiner beruflichen Tätigkeit habe ich bemerkt, dass viele Methoden des NLP maßgeblich zur deeskalierenden Gesprächsführung dienen. Mir wurde bewusst, dass NLP äußerst effektiv ist um besser mit Menschen in Kontakt zu treten, eine vertrauensvolle Beziehung herzustellen und für sich selbst eine wertfreie Haltung zu leben. Ich möchte mit dieser Abschlussarbeit die Grundelemente des NLP erklären und wie man sie zur deeskalierenden Gesprächsführung einsetzen kann. Natürlich möchte ich auch eine gewisse Neugier für diese Thematik wecken.

„Falls Gott die Welt geschaffen hat, war seine Hauptsorge sicher nicht, sie so zu machen, dass wir sie verstehen können" (Albert Einstein)

Inhaltsverzeichnis

1 Einleitung

Was ist NLP und wie kann man damit Situationen deeskalieren?

Die meisten Menschen wissen sehr wenig über Kommunikation und noch viel weniger über spezielle Methoden dies es dazu gibt. NLP zeigt Methoden auf, wie erfolgreich mit anderen Menschen in Kontakt getreten werden kann und dadurch auch Situationen effizienter deeskaliert werden können. Ich möchte veranschaulichen, dass verbale Deeskalation noch effizienter werden kann, wenn gewisse Methoden eingesetzt werden.

Zunächst geht es darum zu erklären was NLP überhaupt bedeutet. Später möchte ich genauer auf das Modell NLP eingehen. Hier stellen sich die Fragen: Wie nehme ich Menschen wahr? Was fällt mir an Körpersprache, Mimik, Gestik und Tonlage auf? Wie trete ich mit Menschen in Kontakt? Es werden auch verschiedene Methoden des NLP genauer erklärt. Was bedeutet Rapport? Was sind Metaprogramme? Wie kann ich diese Methoden gezielt einsetzen? Es werden spezielle Methoden, welche zur Deeskalation sinnvoll sind erklärt. Was bedeutet Reframing? Wie setze ich einen Anker? Wie setze ich NLP richtig ein?

Das Wichtigste an meiner Arbeit ist, zu vermitteln, dass NLP ein effektives Werkzeug ist, welches in der Kommunikation und im Bereich der Deeskalation von großer Bedeutung ist. Es werden viele Beispiele angeführt, wie der Einsatz von NLP zur Deeskalation angewendet werden kann.

Was genau ist das Ziel meiner Abschlussarbeit?

Mein Ziel ist es die Möglichkeiten von NLP, vor allem im Bereich der Deeskalation, näher zu erklären und die Wichtigkeit gezielter Kommunikation aufzuzeigen. Des Weiteren möchte ich erklären warum Kommunikation nicht gleich Kommunikation ist und weshalb mit fachlichem Wissen, viele Situationen besser gelöst werden können. Meine eigenen Erfahrungen mit der Anwendung von NLP lasse ich gezielt in die Abschlussarbeit einfließen.

Als Herangehensweise für die Bearbeitung der Fragestellungen wurde eine Reihe von Fachbüchern herangezogen.

NLP wurde 1976 durch den damaligen Mathematikstudent Richard Bandler und den Linguistik Dozent John Grinder ins Leben gerufen. Sie wollten herausfinden wie Menschen Höchstleistungen hervorbringen. Sie beobachteten ihre Körpersprache, Mimik, Gestik, ihr Verhalten und ihre mentalen Prozesse. Außerdem untersuchten sie ihr Problemverhalten, welche Sinnessysteme sie benutzten und wie Glaubenssätze aufgebaut waren. Mit diesen Informationen versuchten sie dann herauszufinden wie diese Menschen denken. Es ging darum zu verstehen, warum Wahrnehmung, Sprache und Verhalten in einer gewissen Situation gezielt anpasst wird.

„NLP findet heraus, wie machen Menschen das, was sie machen" (vgl. Mohl, 2006, S.65-68)

Neurolinguistisches Programmieren, in abgekürzter Form NLP genannt, ist nicht mit ein paar Worten zu definieren. Es ist ein auf vielen verschiedenen Ebenen basierender Prozess, mit vielen verschiedenen Abschnitten, Techniken und Methoden welche im Laufe dieser Arbeit Stück für Stück zu einem Ganzen zusammengeführt werden.

„Jeder Mensch hat sich durch sein genetisches Erbe, durch Umwelteinflüsse oder durch seine individuelle Biochemie so programmiert, daß (sic!) er für manche Aufgaben hervorragend geeignet ist, bei anderen mittelmäßig abschneidet und in wieder anderen Bereichen schlicht unterm Strich ist". (Charvet, 2010, S.20)

3   Wahrnehmung

Im Umgang mit Menschen ist aufmerksame Wahrnehmung von wesentlicher Bedeutung. So gilt es zum Beispiel für einen Lehrer zu erkennen, wann seine Schüler seine Ausführungen nicht verstanden haben, um sie noch einmal bzw. anders zu erklären. Ein Vorgesetzter sollte die Problemsignale seiner Mitarbeiter erkennen, um nicht selbst die Entwicklung von handfesten Problemen zu fördern. (vgl. Mohl, 2006, S.79)

Deswegen ist es gerade im Bereich der Deeskalation wichtig, seine Mitmenschen aufmerksam wahrzunehmen, um schon im Voraus die Situation und das Verhalten einschätzen zu können. Des Weiteren kann es hilfreich sein, manipulative Tendenzen oder parathymes Verhalten der Betroffenen schneller zu bemerken. Es ist wissenschaftlich bewiesen, dass Menschen einen Großteil ihrer Kommunikation durch ihre Körpersprache, Mimik und Gestik äußern. Deswegen ist es notwendig genau hinzusehen. Kommt zum Beispiel ein Patient in ein Besprechungszimmer, wird bereits der Gang des Patienten beim hineingehen, seine Körpersprache wenn er sich auf den Sessel setzt und sein Blickverhalten beobachtet. Wie werden die Beine hingestellt und wohin bewegen sich die Augen? Nicht nur die visuelle Wahrnehmung, sondern auch die auditive, kinästhetische und olfaktorische Wahrnehmung ist wichtig. Das zu erkennen ist schon ein Großteil der Arbeit, erfolgreicher Deeskalation.
„NLP manipuliert Menschen = NLP ist gefährlich
Das ist dasselbe wie mit Messern. Man kann damit Menschen ermorden. Man kann aber auch Brot damit schneiden".
(Mohl, 2006, S.212)

3.1.1   Kalibrieren

Kalibrieren bedeutet zu erkennen, in welchem Zustand sich ein Mensch befindet. Die Unterschiede zu erkennen, wann ein Mensch sich an verschiedene Erlebnisse und unterschiedliche Zustände erinnert. Wenn sich jemand zum Beispiel an ein angenehmes Gefühl erinnert, wird seine Haut etwas gerötet, seine Atmung tiefer und seine Lippen voller. Wenn hingegen jemand Angst hat, wird seine Haut blasser, seine Atmung flacher und seine Lippen schmaler. (vgl. O'Conner, 2008, S.93-94)

Kalibrieren ist eine Übungssache die auch viel Erfahrung benötigt, denn jeder Mensch reagiert anders und zeigt so auch andere Verhaltensweisen bei emotionalen Zuständen. So kann zum Beispiel eine Patientin oder ein Patient, dem man die Frage stellt: „Fühlen Sie sich hier bedroht?" ganz aufgeregt reagieren und voller Emotionen berichten. Wobei ein anderer Betroffener dem man die gleiche Frage gestellt hat, ganz ruhig und mit leichtem Kopfnicken bejaht. Beide reagieren ganz verschieden, überbringen aber die gleiche Botschaft mit verschiedenen Verhaltensweisen. Das ist die Kunst des Kalibrierens, genau solche Verhaltensweisen individuell richtig zu deuten.

3.1.2 Wahrnehmung von Repräsentationssystemen

Wichtig ist hierbei zunächst zu verstehen, dass wir Menschen Informationen unserer Umwelt durch unsere Sinne aufnehmen. Was so viel bedeutet, dass jedes Erlebnis sich aus visuellen, auditiven und kinästhetischen Informationen zusammensetzt. Jeder von uns hat seine eigene Wahrnehmungspräferenz. Nun gilt es für uns diese Wahrnehmungspräferenz durch ein paar Merkmale zu spezifizieren. (vgl. Mohl, 2006, S.94-96)

Prädikate: Menschen benutzen in Gesprächen viele Wörter. Bestimmte Wörter zeigen uns an welche Sinne beim Erleben bevorzugt werden. (vgl. Mohl, 2006, S.96-99) Beispiele:

- **Visuell**: „Ich *sehe* in Ihnen eine Bedrohung." „Mir geht alles *sehr nahe*".
- **Auditiv**: „Ich *frage* mich, wann Sie endlich das Zimmer verlassen." „In mir herrscht ein *Donnerwetter*".

- **Kinästhetisch**: „Ich kann mit den Besuchsregeln nicht *umgehen*". „Ich *fühle* eine tiefe *Wut*".

Augenmuster: Das Repräsentationssystem eines Menschen kann von seinen Augen abgelesen werden. Beim Nachdenken bewegen Menschen ihre Augen mehr oder weniger in unterschiedliche Richtungen, wobei es darauf ankommt, ob sie intern mit Bildern, Geräuschen oder Gefühlen beschäftigt sind. Die Blickrichtung nach oben verrät das Erzeugen von Bildern. Bei waagrechter Blickrichtung nach links oder rechts werden Geräusche hervorgebracht. Geht der Blick nach unten rechts, werden Gefühle und nach unten links Dialoge erzeugt. Geht der Blick auf die rechte Seite werden visuelle Bilder, Klänge, Empfindungen konstruiert. Weicht der Blick auf die linke Seite werden sie erinnert. Man darf allerdings nicht vergessen, dass dieses Muster bei normal organisierten Rechtshändern entdeckt wurde, und man sich nicht ausschließlich auf die Augenmuster verlassen darf, sondern sie nur ein Teil der Erkennungsmuster sind.

Andere Zugangshinweise: Es gibt noch andere Möglichkeiten um Repräsentationssysteme zu beobachten. Wichtig ist hierbei die Stimmlage (höher bei visuellem Zugang, tiefer bei kinästhetischem Zugang). Das Sprechtempo beschleunigt sich bei visuellen und verlangsamt sich bei kinästhetischem Zugang. Die Atmung geht beim visuellen Zugang höher in den Brustkorb und beim kinästhetischen tiefer in den Bauch.

3.1.3 Wahrnehmung von anderen Metaprogrammen

Metaprogramme sind im Grunde Eigenschaften der Persönlichkeit, d.h. Formen, in denen Menschen ihre Identität ausbilden und Methoden erfinden, um diese Identität aufrechtzuerhalten. Sie sind immer nützlich auf eine Weise und dadurch wieder schlecht in Bezug auf etwas anderes. Nach C.G. Jung und Isabel Briggs unterscheidet man vier verschiedene Metaprogramme. Es gibt den Introvertierten und Extrovertierten Typ, den Intuitiven und den

Empfindungstyp, den Denk- und Fühltyp und den Beurteiler und Wahrnehmer. Hier eine Aufzählung der wichtigsten Metaprogramme:

Orientierung („Hin zu etwas" versus „Weg von etwas"): Das ist der Typ Mensch der sich auf etwas hinbewegt, oder von etwas wegbewegt das ihm missfällt. Hin-zu-Typen möchten etwas erreichen wobei Weg-von-Typen etwas vermeiden möchten.

Beziehung („Selbst" versus „Andere"): Bei diesem Metaprogramm geht es darum, ob Menschen mit ihrer Aufmerksamkeit bei anderen sind oder bei sich selbst.

Zeitorientierung („Vergangenheit" versus „Gegenwart" versus „Zukunft"): Hier geht es darum ob Menschen vergangenheits-, gegenwarts- oder zukunftsorientiert sind. Man erkennt diese Zeitorientierungstypen meistens an der Grammatik ihrer Äußerungen und dem zeitlichen Zusammenhang ihrer Aussagen.

Aufmerksamkeit, primäre Interessen („Wer" – „Was" – „Wo" – „Wann" – „Wie"): Die Interessen von Menschen stehen hier im Vordergrund. Es ist feststellbar, ob jemand an Personen, an Orten, an Dingen, Aktivitäten oder anderen Eigenschaften eines Themas interessiert ist.

Chunk-Größe („Kleine Chunks" (Detail) versus „Große Chunks" (Verallgemeinerung)): Hierbei geht es um die Aufnahme von Verarbeitung von Informationen. Ein „Kleinchunker" versteift sich auf Details, wobei ein „Großchunker" sich einen Gesamtüberblick verschaffen will.

Referenz („Intern" versus „extern" orientiert): Menschen treffen Entscheidungen auf Grundlage ihrer Orientierung, was so viel bedeutet wie, der „externe" Typ nimmt die Meinungen Anderer als Entscheidungshilfe, der „interne" Typ nimmt seine eigenen Erfahrungen zu Hilfe.

Motivation („Möglichkeit" (wollen) versus „Notwendigkeit" (müssen)): Hier geht es darum ob sich jemand gezwungen sieht, etwas zu tun, oder sich auf Möglichkeiten ausrichtet, die er verwirklichen kann. (vgl. Mohl, 2006, S.110-120)

4   Rapport

Unter Rapport versteht man im NLP eine Beziehung zwischen zwei Menschen, die auf Wertschätzung, Vertrauen und gegenseitiger Achtung beruht. Eine solche Beziehung ist der Grundbaustein für jedes ehrliche Gespräch. Ohne Rapport wird sich ein Gesprächspartner nicht öffnen und nicht ehrlich über persönliche Belange sprechen. Doch Rapport ist nicht nur für den Klienten wichtig, sondern auch absolut notwendig für den Berater. Der Berater versucht nämlich mit seinem Verhalten in die Welt des Klienten einzusteigen und ihn von dort abzuholen, um dann effektiv mit ihm arbeiten zu können. (vgl. Mohl, 2006, S.133-134)

Um Rapport herzustellen, ist es wichtig zwei Elemente widerzuspiegeln, nämlich die Sprache und die Körperhaltung des Patienten. Wobei der treffendere Ausdruck anpassen ist. Spiegeln ist nur ein Teil um Rapport herzustellen. Trotz dieser einfachen Vorgehensweise ist Rapport herstellen eine wahre Kunst bei der die viele Fehler gemacht werden können. Die Schwierigkeit liegt darin, sein Gegenüber so zu spiegeln, beziehungsweise den Tonfall der Stimme und das Sprechtempo so anzupassen, dass die Patientin oder er Patient diese Technik nicht offensichtlich bemerkt. Es braucht viel Erfahrung und Übung und eine gute Wahrnehmung der Patientin oder des Patienten, um effektiv Rapport herzustellen.
„Rapport erkennst du daran, dass eine Gleichheit der Körperhaltung und im Verhalten entsteht". (Ahlfeld, 2012, S.34)

4.1.1   Spiegeln (Pacing)

Pacing bedeutet, unbewusste Gemeinsamkeiten auf nonverbaler oder verbaler Ebene mit dem Betroffenen herzustellen. Diese Gemeinsamkeiten werden jedoch dem anderen nicht bewusst. Dieser nimmt den Gegenüber als „ähnlich" wahr. Das bedeutet, es ist kein „nachäffen" gemeint, sondern eine vorsichtige Verhaltensanpassung, die der andere als angenehm wahrnimmt.

Nonverbales Pacing: Nonverbales Pacing ist ein Mechanismus den jeder Mensch automatisch und unbewusst benutzt. Ziel ist, dass sich der Betroffene ernstgenommen fühlt. Es gibt zwei verschiedene Arten des körperlichen Spiegelns: das Überkreuz-Spiegeln und das direkte Spiegeln. Beim direkten Spiegeln wird die gleiche Körperhaltung eingenommen, beziehungsweise im gleichen Rhythmus geatmet. Beim Überkreuz-Spiegeln kann zum Beispiel die Atmung des Gegenübers mit der Bewegung der Hand wiedergespiegelt werden, oder der Rhythmus des Sprechens kann der Atembewegung angeglichen werden. Das Überkreuz-Spiegeln hat keine so tiefgreifende Wirkung wie das direkte Spiegeln, aber dennoch seine Berechtigung beim NLP angewendet zu werden. Bei heftigen emotionalen Reaktionen wie Depression, Traurigkeit, innerer Leere oder Aggression, ist es sinnvoller die Methode des Überkreuz-Spiegelns anzuwenden, um besser entscheiden zu können wie tief in das Erleben des anderen eingegangen wird. Es ist auch zu beachten, dass nicht immer alles gespiegelt werden darf, wie beispielsweise „Ticks" oder ausgefallene Körpersignale. (vgl. Mohl, 2006, S.141-145)

Verbales Pacing: Beim verbalen Pacing, geht es darum dieselbe Sprache durch unterschiedliche Formen zu sprechen. Wie schon vorher bei der Wahrnehmung besprochen, drückt sich jeder Mensch durch ein Repräsentationssystem aus. Nun gilt es als erstes, das Repräsentationssystem des Anderen herauszufinden um dann die gleiche Art von Prädikaten zu benützen. Die Wahrscheinlichkeit, dass jemand eines der drei wichtigsten Repräsentationssysteme (visuell, auditiv, kinästhetisch) benutzt, ist ziemlich hoch. (vgl. Mohl, 2006, S.146-148)

„Das liegt mir im Magen", „In seiner Gegenwart fröstelt es mich", „Diese Blamage steckt ihm in den Knochen" und unzählige andere, ähnliche Sprachformen sind Äußerungen eines primär empfindungsmäßigen, propriozeptiven Erlebens der Welt. All dies lässt sich unschwer erfassen und

verwenden, wenn man lernt, nicht nur den Inhalt sondern auch der Form von Kommunikation Beachtung zu schenken. (Watzlawick, 2015, S. 117-118)

VISUELL	AUDITIV	KINÄSTHETISCH
Sehen	Verstehen	erleben
Klar	Anhören	Lorbeeren ernten
Ins Auge fassen	Klingen	Drehen
Perspektive	Den ton angeben	Annehmen
Ausmalen	Fragen	Berühren

Weitere Formen des sprachlichen Spiegelns sind der „Kontrollierte Dialog" und das „Aktive Zuhören". Beim Kontrollierten Dialog geht es darum, dem Gesprächspartner genau zuzuhören und dann, das was er sagt, dem Sinne nach zurückzumelden. Beim aktiven Zuhören, wird versucht versteckte Bedürfnisse, verschlüsselte Gefühlsregungen, unterschwellige Werthaltungen und Apelle, sozusagen die mitschwingenden Botschaften, wahrzunehmen und dem Gesprächspartner zurückzuspiegeln. Es ist eine sehr gute und wirksame Methode um in Rapport zu gehen, weil dem Gesprächspartner signalisiert wird, dass man über die gesprochenen Worte hinaus am Erleben des Anderen interessiert ist. (vgl. Mohl, 2006, S.150-152)

Pacing and Leading (Spiegeln und Führen): Um erfolgreich zu deeskalieren ist es sinnvoll, Patientinnen und Patienten im Gespräch zu führen. Selbstständigkeit ist wichtig, aber nicht alles ist selbstständig lösbar. Deswegen ist die Technik Pacing and Leading wirksam. Hierbei ist es notwendig Rapport herzustellen, um anschließend die Patientinnen und Patienten in die richtige Richtung führen zu können. Um festzustellen ob genügend Rapport hergestellt ist, gibt es einen kleinen Trick. Es wird das Verhalten verändert und beobachtet ob der Gesprächspartner mitschwingt. Bei ähnlichem Verhalten, ist genügend Rapport hergestellt, und das Leading kann beginnen.

Hier ein kleines Beispiel wie bei einem manischen Patienten Pacing and Leading aussehen würde: „Während Sie sich mit mir unterhalten (Pace), und sich entspannen (Lead), und während Sie die vielen Menschen im Zimmer wahrnehmen (Pace), und sich Ruhe wünschen (Lead), können Sie sich vielleicht erlauben einfach abzuschalten (Lead) und neue Gedanken zu fassen (Lead)".

Die Frage ist nicht. Ob NLP gefährlich ist, sondern welche Möglichkeiten es eröffnet.
(Mohl, 2006, S.210)

5   Metamodell der Sprache

Ein Metaprogramm ist ein Steuerungszentrum oder besser gesagt ein Wahrnehmungsfilter, welches die Persönlichkeit bildet. Dieser Wahrnehmungsfilter ist immer aktiv, selbst beim schlafen. Er ordnet und gestaltet sämtliche Informationen die aufgenommen werden und verarbeitet sie anschließend. Ich möchte dies anhand eines Beispiels aus dem Bereich des Fußballs veranschaulichen. Unser Körper insbesondere unser Nervensystem stellt den Fußballverein bzw. die Vereinsführung dar. Das elementare an einem Fußballverein sind natürlich die Fußballspieler. Jeder dieser Spieler übernimmt seine eigene Aufgabe. Zum Beispiel ist der Stürmer für die Sprache verantwortlich, der Torwart für mathematische Zusammenhänge, die Mittelfeldspieler für Glaubenssätze und Werte und die Verteidiger für alle mentalen und physischen Aktivitäten. Aber um eine funktionierende Mannschaft zu haben, braucht es auch eine Figur die zwischen den Spielern und der Vereinsführung vermittelt und unsichtbar im Hintergrund arbeitet und für die Qualität der ganzen Mannschaft verantwortlich ist. Diese Figur ist der Trainer. Der Trainer hat die gleichen Aufgaben wie ein Metaprogramm. Er arbeitet im Hintergrund auf einer übergeordneten Ebene und steuert andere Programme. Befasst man sich nun genauer mit einem Metaprogramm werden drei Arten von Verarbeitungsprozessen unterschieden.

5.1.1   Generalisierung

Generalisierung bedeutet so viel wie Verallgemeinerung. Menschen neigen dazu Erfahrungen zu generalisieren, um in Zukunft bei Situationen, die ähnliche Merkmale haben, das Gelernte anzuwenden. Dies spart Zeit und Mühe. Zum Beispiel werden Menschen oft eingeordnet nach Beruf, Kleidung oder Hierarchie, was die Chance nimmt die Qualitäten des anderen zu erkennen. (vgl. Rückerl, 2008, S.270)

Ein gutes Beispiel für Generalisierung, wie es auch in der Praxis oft vorkommt, stellt ein Patient dar, der vor ungefähr 30 Jahren eine schlechte Erfahrung während seines ersten Aufenthalts in einer psychiatrischen Klinik hatte. Es wird in diesem Beispiel davon ausgegangen, dass die Kommunikation damals, in einer nicht wertschätzenden Art und Weise stattgefunden hat. Des Weiteren wurde er von Ärzten mit subjektiv empfundenen, fragwürdigen Therapien behandelt und danach in einem sogenannten „Netzbett" freiheitsbeschränkt. All diese Handlungen passierten mit massiver körperlicher Gewalt. Diese Erfahrung generalisiert dieser Patient auf alle psychiatrischen Einrichtungen, Ärzte und Pflegepersonen. Selbst normale Untersuchungen auf einer anderen Station bereiten ihm schon Angst, weil das Unbewusste nicht zwischen „schlechter" und „guter" Station unterscheiden kann. Nun kann aber mit dem notwendigen Wissen, durch positive Erfahrungen, seine Fähigkeit der Differenzierung im Unterbewusstsein wieder aufgebaut werden.

5.1.2   Tilgung

Tilgung bedeutet, dass Informationen selektiv wahrgenommen werden. Es wäre nicht möglich, die Gesamtheit unseres sensorischen Inputs zu repräsentieren, weshalb wir unsere Welt auf die Ausmaße reduzieren, mit denen wir auch umgehen können. (vgl. Mohl, 2006, S.160-161)

Beispiele für typische Tilgungen, welche im Berufsalltag einer Pflegeperson oder eines Arztes täglich vorkommen und wie damit umgegangen werden kann:

A: Sie können mir nicht helfen!

PP: Woran erkennen Sie das?

A: Mir wurde das Beste genommen!

PP: Das beste von was?

A: Ich bin angespannt!

PP: Was verstehen Sie unter Anspannung?

A: Ich bin wütend!

PP: Worüber sind Sie wütend?

5.1.3 Verzerrung

Verzerrung ist ein Prozess bei dem wahrgenommene Informationen durch eigene Erfahrungen verändert und umgestaltet werden. Oder ein Ereignis, das sich über eine längere Zeitspanne vollzieht, und zu einem anderen Zeitpunkt passiert und abschließt. Durch Verzerrung können kausale Zusammenhänge hergestellt werden, die sehr nützlich im Umgang mit alltäglichen Dingen sind. Zum Beispiel, nimmt man bei Regen einen Schirm mit zum Spazieren. Man bedenke, erst die Verzerrung wahrgenommener Informationen ermöglicht menschliche Kreativität. (vgl. Mohl, 2006, S.161)

A: Meine Frau macht mich wütend

PP: Wie genau macht Sie das?

A: Sie spricht den ganzen Tag über die bevorstehende Hochzeit

PP: Werden Sie immer wütend, wenn Sie über die Hochzeit spricht?

A: Ja werde ich

PP: Sie wären nicht wütend, wenn Ihre Frau nicht über die Hochzeit sprechen würde?

A: Ich weiß nicht

PP: Wollen Sie damit sagen, dass die Tatsache, dass ihre Frau über die Hochzeit spricht, Sie notwendigerweise dazu bringt wütend zu sein?

A: Ich glaube ich bin grundsätzlich sehr oft wütend.

„Es gibt nichts was an sich gut oder schlecht wäre, nur das Denken macht es so" - William Shakespeare (Ahlfeld, 2012, S. 66).

Reframing bedeutet Dinge, beziehungsweise Informationen in einem anderen Licht zu sehen, oder ihnen einen anderen Rahmen zu geben. Um Refreaming zu verstehen, hilft es zu realisieren, dass nicht Ereignisse uns Menschen beschäftigen, sondern unsere Gefühle, Gedanken und Einstellungen zu den Ereignissen. (vgl. Rückerl, 2008, S.388-389)

Es wird also versucht die Bedeutung des Ereignisses zu verändern, indem man einen Menschen veranlasst, ein Ereignis in einem anderen Rahmen wahrzunehmen. Dadurch werden maßgeblich Gefühle verändert. Viele dieser Reframings haben einen witzigen Charakter wie zum Beispiel: A: „Herr Ober, in meiner Suppe ist eine Fliege." B: „Keine Angst, die ist gleich weg! Sehen Sie die Spinne da auf dem Tellerrand?" Reframing ist darüber hinaus eine vielseitige kreative Problemlösungstaktik. Es wird im NLP hauptsächlich bei einschränkenden Überzeugungen angewendet. Es dient also der Abschwächung, Verstärkung oder Veränderung von Bedeutungen. Es gibt viele verschiedene Umdeutungsformen, das wichtigste ist aber das inhaltliche Reframing. Es wird versucht den Inhalt eines Problems zu erkennen und dann eine Lösung zu finden. Um Reframing wirkungsvoll anzuwenden, ist es wie bei fast jeder NLP-Technik wichtig zuerst Rapport herzustellen. Nun kann es passieren, dass ein Reframe mit witzigem Charakter den Rapport kostet. Das kann verhindert werden, indem das angebotene Refreaming selbst ernst genommen wird und sich der Gesprächspartner dadurch ernstgenommen fühlt. Beim Reframing ist nicht nur Rapport, sondern auch sorgfältiges Pacing und Leading wichtig. Ein schönes Beispiel dazu kommt von Virgina Satir (Familientherapeutin), bei dem ein Mann während der Therapie seine Frau anschreit. Als er fertig war sagte Virginia zu ihm: „Jim, ich möchte Ihnen sagen, dass ich weiß, dass Sie wütend sind. Sie sehen wütend aus, und Sie klingen wütend."(Pace)... „Und ich möchte einfach sagen, dass es eines der wichtigsten Dinge für jeden in einer Familie ist, seine Empfindungen zu spüren und sie ausdrücken zu können. Ich hoffe, dass jeder in dieser Familie die Fähigkeit hat, seine Wut so kongruent auszudrücken wie Jim." (Leading)... Jetzt kommt ihr Reframing. Sie beugt sich vor, legt ihre Hand auf seinen Bauch und spricht mit leiser Stimme: "Und ich frage mich, ob Sie mir von den Gefühlen des Alleinseins, des Verletzt seins und der Isolation unter dieser Wut erzählen wollen?" (vgl. Mohl, 2006, S.195-202)

6.1.1 Bedeutungsreframing

Menschen reagieren typischerweise immer gleich. Wenn X passiert, reagieren sie mit Y. Die Kunst des Bedeutungsreframing liegt nun darin andere Bedeutungen zuzuweisen. Man gibt X eine andere Bedeutung, was uns ermöglicht anders als normal zu reagieren. Das heißt, alles bleibt gleich bis auf das was das Verhalten impliziert. (vgl. Mohl, 2006, S.203-205)

Beispiel zum Verständnis:

Eine Patientin sagt: *„Mein Leben ist ohne meinen Job nicht mehr lebenswert".* (kinästhetisches Repräsentationssystem) PP: *„Ich fühle, Sie haben in ihrem Job gerne gearbeitet und ich erlebe Sie in einem traurigen Zustand* (Pacing im gleichen Repräsentationssystem). *Aber ich entnehme auch eine gewisse Erleichterung, ein Stein der Ihnen vom Herzen gefallen ist.* (Leading) *Ich frage mich, wann hätten Sie sonst diese Chance bekommen, Ihre Freiheit und Ihre Kreativität ausleben zu können."* (Reframing)

6.1.2 Kontextreframing

Kontextreframing bedeutet das Verändern des Kontextes, also den Inhalt in einen anderen Zusammenhang bringen. Zum Beispiel eine subjektiv empfundene negative Angewohnheit, als positive Angewohnheit zu verdeutlichen. (vgl. Mohl, 2006, S.205-206)

Beispiel zum Verständnis: Ein Patient der aufgrund seiner Erfahrungen Angst vor einem Raum mit vielen Menschen hat. Patient: *Ich sehe schon, Ihr wollt mich alle wieder ans Bett binden.* (visuelles Repräsentationssystem) PP: *Ich sehe Sie sind unruhig, und haben sichtlich Angst in dieser Situation.* (Pacing im betroffenen Repräsentationssystem) *Scheinbar fühlen Sie sich mit so vielen Menschen in einem Raum unwohl (Pace), aber versuchen Sie es so zu sehen* (visuelles Repräsentationssystem), *dass so viele Menschen hier sind, um Ihnen zu helfen* (Leading) *Sie können versuchen die Anwesenheit dieser Menschen zu nutzen, um sich wieder sicher zu fühlen* (Reframing)

„Wo alle das gleiche denken, denkt niemand besonders viel". (Cialdini, 2001, S.152)

Es gibt viele verschiedene wirkungsvolle Methoden des NLP, aber speziell eine Methode ist, sehr effektiv und in der Deeskalation nutzbar. Mit dieser Methode werden verschiedene emotionale Zustände hervorgerufen und versucht zu verfestigen.

Genauer gesagt, wird ein Anker als Verknüpfung des Auslösers mit einer Reaktion bezeichnet (vgl. Castan, 2014, S.6)

Ankern kann auch mit dem klassischen Konditionieren verglichen werden. Was so viel bedeutet wie, positive Gefühle zum Beispiel Lust, Freude, oder Motivation, können hervorgerufen und verankert werden. (vgl. Mohl, 2006, S.281)

Die präzise Wahrnehmung erlaubt ein wirkungsvolles Timing beim setzen des Ankers und ist somit, die wichtigste Fähigkeit um diese Technik anzuwenden. (vgl. Castan, 2014, S.5)

Ein Stimulus, der mit einem physiologischen Zustand verbunden ist und ihn auslöst, wird im NLP ein Anker genannt. (O'Conner, 2008, S.96)

Das bedeutet so viel wie, dass sämtliche Wahrnehmungen und Empfindungen die erlebt werden, in irgendeiner Art und Weise einen Anker auslösen. Dies kann ein Foto sein das eine lustige Geschichte in uns hervorruft, oder auch ein Geruch der uns etwas negatives fühlen lässt. Also alle Begebenheiten, die einen emotionalen Zustand auslösen. Es gibt zwei Möglichkeiten wie Anker erschaffen werden können. Die erste ist die Form der Wiederholung. *(vgl. O'Conner, 2008, S.97)*

Je öfter eine Situation erlebt wird, umso mehr prägt sich ein gewisses Gefühl in unser Erleben ein. Ein klassisches Beispiel dafür ist eine Spritze beim Arzt. Wenn eine Spritze beim Arzt gesehen wird, empfinden viele ein mulmiges Gefühl oder Angst.

Die zweite und wichtigere Methode ist den Anker im richtigen Moment zu setzen. Sind die Emotionen stark und der Zeitpunkt richtig, können Anker sehr leicht und effektiv gesetzt werden. Hier ist Klaustrophobie ein klassisches Beispiel. Es muss zu einem bestimmten Zeitpunkt in einem geschlossen Raum ein Gefühl von Panik entstanden sein, um diese Phobie zu erleiden. Das Leben dieser Menschen ist stark eingeschränkt. Es ist nichts anderes passiert, als dass unser Gehirn Verknüpfungen zu unserer Vergangenheit, egal ob positive oder negative, hergestellt hat und diese in der Gegenwart reproduziert. *(vgl. O'Conner, 2008, S.97-98)*

7.1.1 Praxis des Ankerns

Es sollte immer ein reines, ungemischtes Gefühl geankert werden. Der Anwender muss immer eine Situation aufsuchen, in der dieses Gefühl in reiner Form auftritt. Sollte ein kinästhetischer Anker gesetzt werden, ist es wichtig ihn an einer neutralen Stelle zu setzen. Dies kann man leicht überprüfen, indem diese Stelle berührt wird und die Reaktion des Betroffenen abgewartet wird. Es ist wichtig sich diese Stelle, genau zu merken, um das geankerte Gefühl jederzeit abrufen zu können. Ist der Anker getestet, bitte man den Betroffenen sich das Gefühl zu vergegenwärtigen. Wichtig ist hierbei im Präsens zu sprechen, um nicht dissoziierte Erinnerungen zu bewirken. Das richtige Timing ist wahrscheinlich das wichtigste beim Ankern. Hier sollte der Anker immer in der Phase der ansteigenden Intensität, also in der Aufbauphase gesetzt werden. Wird er nämlich zu spät gesetzt, ruft der Anker das Gefühl mit schwindender Intensität auf. Beim Ankern ist es möglich mehrere Gefühle auf einmal abzurufen, dies nennt man im NLP „stacking anchors". Anker können auch wieder gelöscht werden, indem er einfach durch einen anderen ersetzt wird. (vgl. Mohl, 2006, S.292-296)

Hier ein Beispiel wie das setzen eines Ankers praktiziert wird.
Ein Patient hat Angst seinem Vater zu beichten, dass er homosexuell ist und sucht Rat bei einer Pflegeperson.
A: Ich habe Angst meinem Vater meine Homosexualität zu beichten.

PP: Was wäre nötig, damit Sie ihrem Vater ihre Homosexualität beichten können.

A: Ich bräuchte mehr Selbstvertrauen.

PP: Glauben Sie, wenn sie mehr Selbstvertrauen hätten, dass sie es dann schaffen?

A: Ja.

PP: Gibt es eine Situation in ihrem Leben, in der Sie genug Selbstvertrauen hatten?

A: Ja natürlich.

PP: Ich möchte, dass sie in diese Situation hineingehen und genau an dieses Gefühl von Selbstvertrauen denken. Achten Sie auf ihre Körperhaltung, auf jeden Geruch, jeden Geschmack und spüren Sie genau Ihr Gefühl, dass in diesem Augenblick in Ihnen aufkommt. Jetzt möchte ich, dass Sie sich den schönsten Moment, den entscheidenden Moment voller Selbstvertrauen vergegenwärtigen (Wenn die Pflegeperson diesen Satz sagt, beugt Sie sich vor und setzt einen Anker, zum Beispiel an der Schulter). *Verlassen Sie jetzt ihre Erinnerung und konzentrieren sich wieder auf mich. Wie fühlen Sie sich?* (Jetzt greift die Pflegeperson wieder auf die Schulter an der, der Anker gesetzt wurde, um zu testen ob er gegriffen hat. An der Körperhaltung, Mimik und Gestik kann man den erfolgreich gesetzten Anker dann ablesen.)

Hierbei ist es wieder wichtig im gleichen Repräsentationssystem wie der Patient zu sprechen. Rapport ist beim Ankern nicht unbedingt nötig, aber von Vorteil. Wenn die PP mit dem Satz beginnt: "Ich möchte, dass Sie in diese Situation hineingehen..., sollte Sie sich zum richtigen Zeitpunkt, also wenn das Gefühl von Selbstvertrauen am stärksten ist vorbeugen. Denn es ist wichtig seine Position zu verändern um den Anker besser setzen zu können. Es ist natürlich keine Garantie, dass bei solch einem kurzen einmaligen Gespräch der Anker gleich sitzt, aber der Patient hat auf jeden Fall das Gefühl von Selbstvertrauen gespürt.

Im folgenden Abschnitt wird auf eine spezielle Form des Anker setzen eingegangen: „Anker verschmelzen" (Collapsing Anchors).

7.1.2 Anker verschmelzen (Collapsing Anchors)

Anker verschmelzen bedeutet zwei entgegengesetzte Anker zur selben Zeit abfeuern. Also einen negativen und einen positiven Zustand gleichzeitig abfeuern. *(vgl. O'Conner, 2008, S.107)*

Der Sinn dieser Technik liegt darin, dass sich der negative Zustand verändert, vielleicht sogar gelöscht wird. Wichtig ist jedoch, dass der positive Zustand eine höhere Intensität als der negative aufweist.

Beispiel: Ein Patient hat keine Lust die Medikamente zu schlucken und wird laut.

A: Ich bin nicht krank, ich möchte jetzt keine Medikamente nehmen.

PP: Was wäre nötig, damit Sie ihre Medikamente nehmen?.

A: Nichts, ich möchte einfach Gesund werden.

PP: Das heißt Sie wären lieber Gesund als Krank.

A: Ja.

PP: Hat es eine Zeit gegeben, in der Sie sich Gesund gefühlt haben.

A: Ja natürlich.

PP: Denken sie an dieses Gefühl bei dem Sie vollkommen Gesund waren. (PP kalibriert den Patienten und setzt nun zum richtigen Zeitpunkt den Anker, in dem er sich vorbeugt und mit der Hand sein linkes Knie berührt). *So fühlt sich also Gesundheit an. (Auditiver, visueller und olfaktorischer Anker gleichzeitig). Wie geht es Ihnen dabei?* (Mit diesem Satz holt die Pflegeperson den Patienten aus seinem Zustand heraus)

A: Ich möchte noch immer keine Medikamente nehmen.

PP: Jetzt denken Sie an dieses Gefühl, dass Sie gerade erleben (PP kalibriert den Patienten und setzt nun zum richtigen Zeitpunkt den Anker, in dem er sich vorbeugt und mit der Hand sein rechtes Knie berührt). *Wie fühlen Sie sich jetzt?*

A: Nicht gut.

PP: Das heißt, es gibt Zeiten wie gerade jetzt, in denen Sie sich Krank fühlen, aber Sie würden sich lieber Gesund fühlen. (Pace und negativen Anker abfeuern, Lead und positiven Anker abfeuern)

A: Stimmt. (positiven Anker halten)

PP: Jetzt erinnern Sie sich bitte an Ihren gesunden Zustand. (Beide Anker abfeuern und auf die Reaktion des Patienten warten). *Merken Sie wie Ihr gesunder Zustand Sie viel glücklicher macht und um wieder in diesen Zustand zu gelangen, helfen Ihnen diese Medikamente.* (Zuerst negativen dann erst positiven Anker lösen.) *Wollen Sie diese Medikamente jetzt nehmen um sich wieder Gesund zu fühlen? (Lead)*

A: Ja

„Nonverbale Meta-Botschaften beeinflussen unsere inneren Zustände und die Interpretation verbaler Botschaften in starkem Maße" (Dilts, 2005, S. 158)

Das NLP ist ein Kommunikationssystem, das entwickelt wurde, um Prozesse in unserem Gehirn (N = >>neurologisch<<), durch den intelligenten Einsatz von Sprache (L = >>Linguistisch<<) gezielt zu steuern (P =>>Programmieren<<). (Rückerl, 2008,S. 19)

Durch intelligente Anwendung unserer Sprache, können gewisse Prozesse in unserem Gehirn in eine Richtung gelenkt werden. Diese Fähigkeit ermöglicht der Deeskalation ganz neue Möglichkeiten und Betrachtungsweisen. Aber um NLP einsetzen zu können bzw. um überhaupt „richtig" zu kommunizieren muss eine emphatische wertschätzende innere Haltung vorhanden sein. Natürlich kann so wie jedes andere Kommunikationsmodell auch NLP negativ eingesetzt werden. Das bedeutet, wenn ich NLP zur Deeskalation einsetzte muss ein ganz klares Ziel definiert sein. Niemand der beteiligten soll physisch oder psychisch verletzt werden. Deswegen müssen die Bedürfnisse des Patienten genauso wie die eigenen immer wertgeschätzt und auf gleicher Ebene betrachten werden.

„Bedürfnisse sind allgemeine Lebensmotive, die alle Menschen auf der ganzen Welt haben, und die für unser körperliches, seelisches und soziales Überleben sorgen" (Fritsch, 2012, S.39)

Das bedeutet im NLP folgendes, mein Gegenüber genau Wahrnehmen, Rapport erzeugen und dadurch Vertrauen aufbauen Im Repräsentationssystem des Betroffenen sprechen, kluge Anker zur richtigen Zeit setzen und wenn notwendig das Gespräch beenden und eine andere Strategie wählen.

Das wichtigste im Einsatz von NLP ist es, das Basiswissen zu beherrschen. Nur wenn das Fundament existent ist, können weitere Techniken wirkungsvoll eingesetzt werden. Das Fundament des NLP besteht aus den 3 großen Bereichen, Wahrnehmung, Rapport und dem Metamodell der Sprache. Ohne Basis kann NLP beziehungsweise grundsätzlich weitere Strategien in der

Kommunikation und dadurch Deeskalation schwer zum Erfolg aller Teilnehmer führen.

„Strategien sind alle konkreten Verhaltenswiesen, durch die unsere Bedürfnisse erfüllt werden können" (Fritsch, 2012, S.39)

Für mich war es wichtig bei dieser Arbeit aufzuzeigen welche Möglichkeiten NLP bietet. Im Bereich Deeskalation ist neben der Wahrnehmung, die richtige Kommunikation unser wichtigstes Werkzeug. NLP ist eine Kommunikationsmethode, die primär nach einem bestimmten System abläuft. Zuerst kalibriere ich mein Gegenüber, indem Bewegungen, Augenmuster, Mimik und Gestik beobachtet wird. Dann wird versucht, dass Repräsentationssystem zu identifizieren und sich darauf einzustellen. Dann wird versucht Rapport durch bestimmte Techniken wie zum Beispiel Spiegeln aufzubauen um das Gespräch auf einer vertrauensbasierten Ebene führen zu können. Dann kommen bestimmte NLP-Methoden wie Refreaming oder Anker setzen zur Anwendung.

Ich habe versucht zu klären wie unser Gehirn beim kommunizieren und Menschen wahrnehmen arbeitet. Es ist absolut elementar, um effektive Gespräche zu führen und Situationen gezielt zu deeskalieren. Dieses Wissen bietet neue Wege, um erfolgreich mit Menschen in Kontakt zu treten.

Es gibt noch mehrere Methoden im NLP, die jedoch die länge der Arbeit überschritten hätten. Ich habe bewusst die Technik des Refreaming und Ankerns gewählt. Zum einen ist diese Technik äußerst wirksam und in ihrer Handhabung relativ einfach, zum anderen setzen wir diese Technik oft unbewusst mit großem Erfolg ein.

Die richtige Anwendung von NLP ist natürlich eine Wissens- und Übungssache. Aber mit dem nötigen Wissen und einer gewissen Offenheit für Neues, ist es ein Leichtes dies zu lernen.

Ich hoffe, ich konnte in dieser Abschlussarbeit die Möglichkeiten und Vorteile von NLP aufzeigen und neugierige Menschen für eine Methode begeistern, welche sehr effektiv zur Deeskalation angewendet werden kann.

Literaturverzeichnis

- Benedikt, Ahlfeld (2012): Körpersprache & NLP, 2 Auflage, Books on Demand GmbH, Norderstedt

- Charvet, Shelle Rose (2010): Wort sei Dank, 5 Auflage, Junfermann Verlag, Paderborn

- Cialdini, Robert B. (2001): Die Psychologie des Überzeugens, 5 Auflage, Verlag Hans Huber, Bern

- Mohl, Alexa (2006): Der große Zauberlehrling Teil 1, 1 Auflage, Junfermann Verlag, München

- Mohl, Alexa (2006): Der große Zauberlehrling Teil 2, 1 Auflage, Junfermann Verlag, München

- O'Conner, Joseph/ Seymour, John (2008): Neurolinguistisches Programmieren: Gelungene Kommunikation und persönliche Entfaltung, 17 Auflage, VAK Verlags GmbH, Freiburg

- Rückerl, Thomas/ Rückerl, Torsten (2008): Coaching mit NLP-Werkzeugen, 1 Auflage, WILEY-VCH Verlag GmbH & Co. KGaA, Weinheim

- Braun, Roman (2008): Die Macht der Rethorik, 2 Auflage, Piper Verlag GmbH, München

- Castan, Gerd (2014): Professionell Ankern, 1 Auflage, Gerd Castan, Baden-Württemberg,

- Bärsch, Tim/ Rohde, Marian (2017): Deeskalation in der Pflege, 3 Auflage, Books on Demand, Norderstedt

- Bandler, Richard/Grinder, John (2007): Neue Wege der Kurzzeit-Therapie, 14 Auflage, Junfermann Verlag, Paderborn

- Bandler, Richard/Macdonalt, Will (2009): Der feine Unterschied, NLP-Übngsbuch zu Submodalitäten, 5 Auflage, Junfermann Verlag, Paderborn

- Bandler, Richard/Grinder, John (2015): Patterns - Muster der hypnotischen Techniken, 5 Auflage, , Junfermann Verlag, Paderborn

- Dilts, Robert B. (2005): Die Magie der Sprache, 2 Auflage, Junfermann Verlag, Paderborn

- Fritsch, Gerlinde Ruth (2012): Der Gefühls- und Bedürfnisnavigator, 2 Auflage, Junfermann Verlag, Paderborn
- Watzlawick, Paul/Beavin, Janet/Jackson, Don (2011): Menschliche Kommunikation, 12 Auflage, Verlag Hans Huber, Bern
- Schulz von Thun, Friedemann/Pörksen, Bernhard (2014): Kommunikation als Lebenskunst, 1 Auflage, Carl-Auer Verlag, Heidelberg

BEI GRIN MACHT SICH IHR
WISSEN BEZAHLT

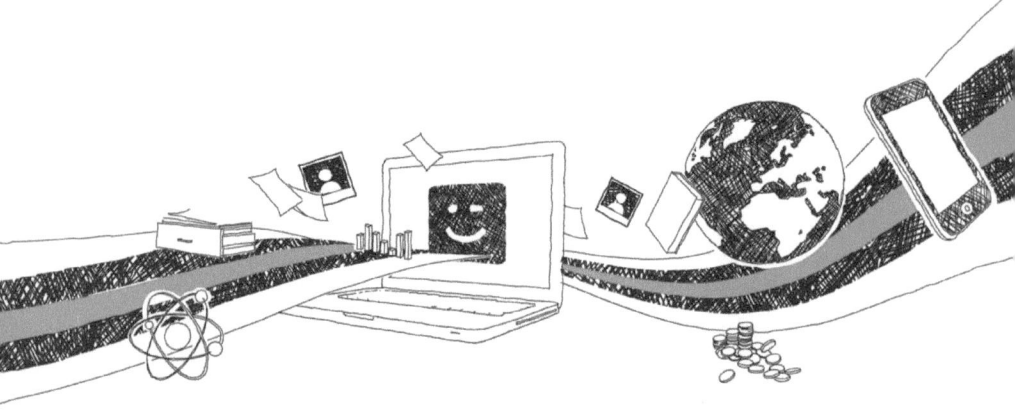

- Wir veröffentlichen Ihre Hausarbeit,
  Bachelor- und Masterarbeit

- Ihr eigenes eBook und Buch -
  weltweit in allen wichtigen Shops

- Verdienen Sie an jedem Verkauf

**Jetzt bei www.GRIN.com hochladen
und kostenlos publizieren**

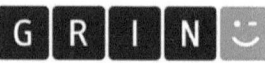